Vento dos Amores

Geovana Maria Gabiatti

Editora Verso

R. Clóvis Bevilaqua, 352 Cabral
CEP 80035-080 Curitiba-PR
(41) 3254-1616 e (41) 3538-8001
editorainverso@editorainverso.com.br
www.editorainverso.com.br
Facebook.com/editorainverso
Instagram @editorainverso

COORDENAÇÃO EDITORIAL
Cristina Jones
Editora InVerso

CAPA, PROJETO GRÁFICO e ARTE-FINAL
Adriane Baldini

REVISÃO
Franco Rovedo

DADOS INTERNACIONAIS DE CATALOGAÇÃO NA PUBLICAÇÃO (CIP)
Mona Youssef Hammoud – CRB/ 9ª -1393

G113v

GABIATTI, Geovana Maria. Vento dos Amores
Curitiba: Ed. InVerso, 2018
170 p. 13 x 19 cm - Português.

ISBN: 978-85-5540-154-1

1. Literatura brasileira 2. Poesia. I. Título

CDD. B869.14

Este livro é dedicado
à espiritualidade, que
pela força do amor me
trouxe de volta a vida.

Aos meus mestres que me conduzem em minha jornada e que estão presentes de forma amorosa neste livro.

Aos meus amados pais Eugênio Gabiatti e Neuza Pozzebom Gabiatti, que me deram a oportunidade de evolução neste plano e que me construíram de maneira integra e verdadeira. A minha família que me apoiou nos dias mais difíceis e sem cor.

Aos profissionais, que através de seus trabalhos amorosos de cura possibilitaram que eu chegasse até aqui, minha mais alta gratidão à Luciana Córdova, Elaine Regina Bernardi, Fatima Zanetti, Sandra Lucia Zanella, que me acompanham até hoje com sua dedicação e amorosidade.

Minha eterna gratidão a Ananda Marga que através dos queridos Dadas, iluminam nosso caminho.

E a todos queridos amigos que estão comigo, por toda força, carinho e amor.

O ENCANTO DAS DEUSAS

Elas estavam de branco
Mas brancas eram suas almas
As mãos dadas
Tendo como fonte a lua

A dança sincronizada com o universo
Transforma um simples encontro converso
Não havia nada
E havia tudo

Almas desnudas
Vibrando em sintonia
Não havia quem não queria
Vestir seu corpo de lua

Nos passos da dança
Nada estava fora
O encanto estava dentro
Fazendo os vagalumes rodopiarem

Redemoinhos de vento
Não há um só pensamento
Que não seja de gratidão

VENTO DOS AMORES

As minhas mãos tocam as flores
Em busca de amores
Meu coração toca a lua
A verdade sou toda sua

Corrida de alegria
Não consigo te alcançar
Uma lembrança em forma de mar
Escondida na concha no fundo ar

Céu de estrelas
Sopra o vento dos amores
Vento que desarruma
Nada permanece no lugar

Quando tudo cessar
O seu lugar vai encontrar
E verás que teu único jeito
É dentro do meu peito

BORBOLETA

Ela era verde, azul e branca
Composta de cores sem voz
Vinda do luar
Nunca encontrou sua cor no mar

Pediu por favor
Aos pássaros, som para sua voz
Encontrou na borboleta
O som que precisava

Era o som do silêncio
Para que sua vida se expressasse
Através das cores
Sem voz, apenas o barulho do vento

Na cor de cada ausência
Ela encontrou seu próprio voo
Os limites não existiam mais
Pois era parte do céu

Tingiu cada dia
As rosas com suas asas
Silenciou sua voz
Mas suas cores pintaram os céus e os jardins

Ela era apenas borboleta
Parte do céu e da terra
Irreal na sua sutileza
Real era sua beleza

LUGAR FORA DO TEMPO

Quando não se tem mais nada
Nada importa
Seus pensamentos não existem mais
Somente as vozes a te guiar

Loucura impermanente
Que tange meus sonhos
Vi cada um ir embora
Caída nos braços de um anjo fui levada

Não tinham mais estradas e caminhos
Somente espaço em forma etérica
Minha alma dança
A dança do despertar

Resgatada da dor
Fui levada e testada
Não havia ninguém
Apenas minha jornada

Na névoa tive que andar
Vaguei por eras para te encontrar
Não há mais tempo
Esse não é meu lugar

O meu lugar é fora do tempo

PÉTALAS AO AR

Eu sinto a água dos rios
O movimento do vento
As pétalas voando ao ar
Eu sinto a luz

Sinto a semente germinando
Os pássaros cantando
A vida nos vales
O meu amor vindo da lua

Eu sinto seu bem querer
O seu sorriso
Sinto sua alegria e tristeza
Você está vindo

Os anjos dançam
O meu coração vibra
A natureza está em festa
O vento recolhe as folhas

Não há o que temer
Tudo se move em direção ao amor
Não há mais dor
Quero ser feliz

As pétalas dançam no ar
Sem palavras encontram suas asas

RETALHOS DA ALMA

Detalhes são retalhos da minha alma
Costurados no amor de Deus
Vida a vida eu te esperei
Para te encontrar

Lancei meus sussurros às estrelas
Mandaram seus anjos me buscar
Morta em seus braços
Ao espaço precisei estar

Despedaçada de tudo
A vida sendo devolvida
Costurada com linhas de luz
Para no cosmos vibrar

Construída e forjada no fogo das provações
Suportei a escuridão
Para na luz estar
E minha alma vibrar

Escadas coloridas no céu
Não sei dizer se subi ou desci
Para as estrelas eu parti
Até onde pude te ver

Não há pedido sem resposta, nada é em vão!!

PEDAÇO DE CHÃO

Uma janela no tempo
Talvez não haja tempo
Fagulhas de quem eu fui
Pedaços de laços desfeitos

Não fui quem eu quis
Girando eternamente
Como aprendiz
Talvez não haja tempo

De me transformar em luz
Há destruição conduz
Entre a vida e a morte
Não há espaço em vão

O vento parou
Tudo cessou em meu peito
As lágrimas caem
Entre o passado e o futuro
Apenas uma ponte

Ponte entre a luz e a sombra
Apenas um pedaço de chão
Suspende quem eu sou

GIRO NO AR

Eu tento me segurar
Mas tudo gira
Infinitamente pelo cosmos
Sem rumo, sem prumo

As mãos tentam alcançar
E o infinito tocar
Não há mais chão
Meu corpo voa

Dimensão infinita
Gotas de luz
Ela descobriu
Que é amada

Vida revolta
A vida dá tantas voltas
Nada fica no lugar
Aonde tu estás?

O coração já tem amor
A alma brilha
Estamos a trilhar o caminho da luz!

PLANOS DIVINOS

Não tem erros nos planos divinos
Caminho a caminho
Tudo no seu lugar
Já há de voltar

Terra lua e mar
Tudo para seu eixo vai voltar
A menina que era anjo
Agora pode voar

Nada mais a prende
Ela está a sorrir
Vidas revividas
A vida devolvida

Na luz quero estar
É aonde posso te encontrar
Meu coração contigo vai vibrar
Eternamente, vida após vida

Na roda que gira
As engrenagens se encaixam
Nos planos divinos
Nós vamos vibrar

A caminho da luz!

FILHA DO AMOR E DA LUZ!!

Voa Menina
Linda menina dos olhos do céu
Teu mundo não é daqui
Devolve o mundo a teus irmãos

Brilha na luz de Deus
Tua alma é da luz
Gotas de amor
Incendeiam o coração

Filha do amor e da luz
O portal tu atravessaste
Largou tuas vestes pesadas
Tua alma desnuda reflete as estrelas

Nada mais importa
Só o teu sorriso a aquecer as almas
E o teu coração a iluminar as estradas
Há escadas para o céu

Menina de amor
Teu mundo não e daqui

ALMA DE DEUS

Luz brilhante das estrelas
Irmã de todos os seres
Galáticos e intergaláticos
Tua alma é de Deus

Saúda com alegria
Quem chega e faz da tua vida
Senda de trabalho e luz
Verdade, vida e amor

Nunca desista de viver
Porque não há tempo sem vento
Mas um anjo vai te acolher
E te levar em suas asas

Voa pelo cosmos
A rodopiar por entre luas e estrelas
Nunca verá nada mais lindo
Que as bênçãos do universo

Sonhos velados
Amores realizados
Espero com alegria entre os dois mundos
O encontro e o reencontro
Entre as almas unidas por eras e eras

MILAGRES DO AMOR

Flor a flor
Encontrei seu amor
Do lado em que a lua cobre o sol
E transforma nossas vidas com cor

Ao sabor dos ventos
Em meu peito encontro acalento
Casas destruídas
Serão reconstruídas

Do lado do mar
No calor do Sol
Paredes de luar
O seu olhar hei de encontrar

Verde da vida
Seu sorriso me fez colorida
Uma eternidade
Contida em verdades

A lua ensinou a esperar
Milagres em forma de amor
Pelos seus passos hão de chegar

O VALOR DA POESIA

Encontro na poesia
Alegria e posso me expressar
Voz guardada e silenciada
Não há mais tempo

Eu quero o vento em meus cabelos
O rio nos meus pés
O sol incendiando meu peito
O fogo atravessando minha alma

Terra e ar não
Fogo e água não
Mar e sol não
Por favor me dê a Mão

Ar e fogo sim
Conta para mim
Quantos dias faltam
Para a dança cósmica

De noite ou de dia
Em meu peito pairam as fantasias
De um futuro
Em forma de alegria

TÃO LONGE E TÃO PERTO

Te procuro pelo cosmos
Em forma de estrela ou de lua
Olho o horizonte talvez eu te alcance
Em forma de poesia

Lanço meu pedido aos céus
E fecho meus olhos
Para lembrar do seu sorriso
Que meu coração contagia

Já não sei mais quem eu sou
Mas em meu peito
Ainda sinto amor
Em forma de flor

Tão longe e tão perto
Eu não sei ao certo
Qual a cor do teu amor
Talvez ele tenha a cor do próprio amor

Amor que não se pede
Amor que não se mede
Que dança pelo cosmos
A espera do entardecer

CÉU DO TEU CORAÇÃO

Flor em forma de botão
Qual é a tua canção?
Seja um sopro ou ventania
Traz leveza em forma de bênção

Bênçãos serão derramadas
E tu serás olhada
Tua alma atravessada
Pelas cores da luz

Não há pedido sem resposta
Aguarda tua vez
E faz dos teus pés
Asas para alcançar o céu

O céu do teu coração
Onde tudo está
Luz calor e vida
Vidas revividas

Reinventa tua estrada
E faz das tuas lágrimas
Tua própria escada
Em direção ao céu do teu coração

ONDA ENCANTADA

Quero te ver em paz
Quero tua alma sorrindo
Com verdades que são sonhos
Pelas tuas mãos fui transformada

Onda encantada
Desceu as escadas do céu
Até meu coração
Estendeu suas mãos
Não haviam palavras
A conexão eram as palavras
Não ditas, mas sentidas
Eu lhe acolhi em forma de oração

Arcanjo dos meus dias
Fiz de ti o meu guia
No sentido inverso
Para meu coração

Não sabia o que sentia
Então eu resistia
Ao encontro do mar
Inteiro, guardado em seu olhar

Conchas deixadas na areia
Guardei-as para ouvir sua voz

O JEITO SEM JEITO

Ri encantada do seu jeito
Jeito que fica sem jeito
Quando o sol encontra o mar
Em noites de luar

Menino destemido
A correr pelos invernos da vida
Encontra a alegria
Aonde seu coração encontra morada

Seu sonho é do tamanho do mundo
Seu coração é do tamanho de sua
ousadia
Mas é na sua alegria
Que está sua verdade

Coração vestido de simplicidade
Na minha alma fez morada
E a paz que eu senti
Em nenhum lugar foi encontrada

Sonhos eu tenho
De construir,
Na vastidão do cosmos
Morada para nossa alma

Enfeitada de estrelas

A DANÇA DOS AMORES

Levanta sua espada
Coberta de flores
Não há mais dores
A paz cobre as calçadas

Faz do teu templo sagrado
Morada de jasmim
Beija-flor de asas douradas
Guardei seu lugar perto de mim

Ninguém entra, ninguém sai
Sem levar um pedaço de mim
Qualquer que seja a cor
Tua alma dança dentro de mim

Na dança do cosmos
Te tirei para dançar
Tu já não sabias os passos
Mas a tua Mão, fui alcançar

Já não sabes mais como se ama
Tua dança era apenas para os outros
Quando te puxei para perto do peito
Os olhos se encontraram sem jeito

Tu tiveste medo de dançar
E talvez para onde eu pudesse te levar
Ao desconhecido dos teus próprios sonhos
Não é desse mundo meu lugar

As estrelas giraram
E no giro nossas mãos se soltaram
Mas os corações
Em todas as eras voltaram

A se encontrar pela força do amor

HISTÓRIA DE UM GRANDE AMOR

Lá estava escrito
Em letras cor de marfim
Que quando te levaram
Levaram um pedaço de mim

Em todas as eras eu te procurei
Dia após dia
Incontáveis noites sem fim
No rastro das águas para achar teus passos

Congelei meu coração
Para que nunca pudesse amar
Mas congelei dentro dele
A história partida de nossas vidas

Quando o sol brilhou
Em minha alma
O degelo fez cachoeira
E pude ver nós dois

Em letras grafadas no cosmos
A história desfeita
Sendo retomada
A partir das águas descongeladas

Não sei o que fazer
Nem aonde me esconder
Apenas esperar
O dia clarear

Para que se cumpra
O destino desfeito
E agora refeito
Pela força do amor

CORAÇÃO VIBRANTE

Coração vibrante
Campos verdejantes
No sol eu hei de te encontrar

Vida após vida
Aguardei em silêncio
O rio ao mar retornar

É com alegria
Que festiva
Em salões cósmicos
O meu amor vai retornar

Não há testemunhas
O silêncio dos pássaros
É o caminho a se tomar

Não sei o que dizer
Porém eu sei aonde te encontrar
E é em noite de luar

Pelos cosmos a vaguear
Sem ponto de partida
Vida após vida
Eu pude te enxergar!

LÁGRIMAS DO PASSADO

Nas lágrimas do passado
Eu vi a alegria do futuro
Os dedos enlaçados
E os corações conectados

Mesmo ante as provações
Eu sabia que tudo viria
Em forma de presente
Trazendo teu amor

Já não havia dúvidas
Tudo se movimentava
E tu já não estava
Aonde te encontrei

Tua alma ansiava por estar comigo
Eu sentia seu amor incendiando seu coração
Tudo vibrava
E tu não podia mais

Sucumbia a força de um grande amor
Tu não entendias
Mas a vida pulsava em cada canto
De sua alma

Nada mais importava
Apenas quando seus olhos
Perto dos meus estava
E era aonde tu estavas

Tuas amarras sendo desfeitas
Tuas vestes já não te prendem mais
Teu sorriso solto
Encontra por sua vez minha timidez

Dançamos na chuva
Incansáveis, dia após dia
Mas pela força do destino
Estamos encantados no amor

Vestido de cor
Molhados de chuva
Na luz do cosmos
Vamos dançar

A LUZ DE FÁTIMA (PARVATI)

Querida
Me estenda tua Mão
E chega mais perto do meu coração
E sentirás o quanto é amada
Na minha alta vibração

Dancemos juntas
A rodopiar pelos ares
Pés cansados e lágrimas nos olhos
Deixemos para trás

Vibremos juntas meu amor
Na mais alta vibração de luz e amor
Siga as flores
E faça a conexão dos amores

Gira minha querida
No sentido inverso da dor
E verás tua vida
No meio do amor

Catalisa seus sonhos
Condensa cada pensamento de amor
E viva na certeza
Que semente se transforma em flor

MADHURI

Se o universo te tirar para dançar
Dê sua Mão e vá
Feche seus olhos
Sua alma saberá os passos

Despoja-te das tuas vestes mais pesadas
E deixa tua voz calada
Soletrar as notas dos passos
Que te guiarão

Se já esquecestes os movimentos
Não temas os momentos
Que te tiram do chão em direção ao ar
E faz seu coração vibrar

Alma calada
Chaves guardadas
Mãos conectadas
Tudo é uma versão de sua vibração

Gira tua alma
Do lado em que o sol te acalenta
E aguenta com alegria
Os dias de travessia

Tem na sua alegria o caminho

PALAVRAS DE LUZ

Senta na beira do meu amor
E esqueça os dias de dor
Encontraras nas encostas
Todas as respostas

Se te faltar a força
Recorre a tua Fé
E sustenta tua caminhada
Na certeza que tu ÉS amparada

Nada passa despercebido
Nada é esquecido
Nenhuma flor, nenhuma dor
No silêncio do meu amor tu estás

Guarda a harmonia em teu peito
E verás que tudo tem jeito
Chuva e mar
Não o que falar

Veste teu manto sagrado
E deixe tua alma
Fluir em direção ao ar
E sinta o perfume do mar!

SONHOS DA ALMA

Deitei de olhos fechados
Olhando para o cosmos
Vi os sonhos da alma
Rodopiando do lado encantado

Vozes sussurrando
Que o amor vai chegar
Pensamentos vagueando
Sua voz irei escutar

Colhi flores, abri as janelas
Permaneci de olhos fechados
Para que pudesse manter
Todas as cores

Pintei o arco-íris
Arrumei as estrelas
Girei os planetas
Para que quando você chegar, já tenha seu lar

Seu lar é em meu coração
Aonde nada é em vão
Borboletas coloridas
Me de sua Mão!

ESPERANÇA

Caminhei pela escuridão
Dia após dia
Mas não perdi a alegria
Dos sonhos mais lindos encontrar

Olhei flores, chorei por amores
Vesti dias sem cores
Perdi os sabores
Mas não pude evitar

Ergui meus olhos e fitei o horizonte
Aprisionada em minha mente
Te procurei pelas estradas
Mas encontrei apenas minha jornada

Fiz esforços em montanhas
Deslizei os dedos pela lua
E fiz dos acordes
Espaço para a rua

Perdi as pétalas
Das vozes secretas
Caídas no chão
Soltas pela imensidão

De todos os sonhos

VENTO DE OUTONO

Folhas soltas rodopiando pelo ar
Era outono, eu já sabia cantar
A canção das vidas
De rotação em rotação

Giro das almas
Pelas vozes dos guias
Gira meu coração
Em direção a imensidão

Da lua do ar e do mar

Eu me encontro fora do tempo
Em desconexão de tudo que há
Mas volto para contar
A canção que tu vais escutar

Vida após vida fui te procurar
Nas sereias do mar
Encontrei você encantado
Numa noite de luar

Não lembro de tuas vestes
Apenas dos pés descalços
A andar pela minha alma
De encontro ao luar

ILCA

Vestida de capim celeste
A este mundo tu viestes
Construída de flor, terra e mar
A todos escutar

Traz como herança
A lembrança de amores
Mas veste tua alma de cores
Para o céu enxergar

Vasto caminho lilás
No amor tu encontrarás
A renda para teus véus
Que te permitirão
O céu olhar

Céu de estrelas
Céu celeste
Céu de amor
Enfeitado de cipreste

Para que tu nunca possas
Esquecer
Para que tu vieste

Enfeite o coração de capim cipreste celeste

A MAGIA DA CAMOMILA

Flor de camomila
Gotas de argila
Cada pétala vai vibrar
Aonde você vai estar

Carregam o sol junto com o verde
Trabalhando o fluido universal
Que em cada dedo vai estar

Tira do bolso a magia
E traz a alegria para teu coração
Envolve tua mente em luz
O amarelo dourado da cor da flor

Pétalas encantadas
Reforçam as verdades
Condensadas em cada coração
E transformam a sutileza em oração

Coração incandescente
Faz da camomila presente
Para as almas de luz
Que para o amor conduz

TEMPLO SAGRADO

Fiz do templo do meu coração
Uma oração sagrada
Envolta em fitas de camomila

Pétala por pétala
Construí com carinho
O caminho para te encontrar

Deixei os rastros dos pés descalços
Para que tu seguisses no encalço
Da luz do meu amor

Te envolvi no aconchego do meu peito
Para que quando eu me transformasse em flor
Tu viesses no meu peito, recanto para sua dor

Construí casas de pétalas
Arrumei vasos cheio de amores
O cha encontrou seu peito

A sua alegria agora é sua estrada

NOITES FRIAS

Meus olhos procuram as pétalas perdidas
Do retorno de muitas vidas
Despedaçadas em noites frias
Não tive muitas alegrias

Andei por eras e eras
Em busca de quimeras
Meu corpo vestiu muitas roupas
Mas seus dedos não encontrei

Alma atormentada
Pela escuridão naveguei
Afundada em sonhos desfeitos
Pela dor aberta em meu peito

Faíscas de luz
Eu encontrei
Quando me ajoelhei
Eu caí e orei sem jeito

Pedi a Deus o sustento
Para que fulgurasse em meu peito
A luz do amor
Para que nunca mais houvesse dor!

REPRESA ABERTA

Corri descalça pelos templos de criança
Mas agora tu avanças
Calçado pela minha alma

Vidas perdidas
Noites coloridas
Enfeitadas de mar azul

Alegre teu coração
Que a represa foi aberta
Rio corre para o mar

Estou indo te encontrar
Calçadas descalças
Pairam acima do chão

Tudo flutua!

CABELOS DE VENTO

Fiz da vida uma imagem colorida
Dedos de luz
Cabelos de vento
Ao teu lado eu me acalento

Ladrilhei a lua
Para que sua alma
Rodopiasse em forma
De rua

Dedos cruzados
Consertei os soldados
Para que lutassem contigo
E nunca houvesse desabrigo

Água escorre pela sua face
Para que tudo se desface
Da tua ilusão
E alcance a imensidão

Do mar do amor cósmico

JURAMENTO

Gotas de luz caem do cosmos
Em todas as direções
Parecem flocos de neve
A permear as emoções

Sentinelas de verdade
Abrem seu peito
Chaves enferrujadas
Abrem seus sonhos calados

Não há mais tempo
A luz se transforma em mar
Permeando o ar
E desfazendo o rio das ilusões

Trazendo à tona
O seu sorriso que o teu passado remonta
Tijolos soltos
Se juntam a formar seu destino

Selados pela luz do teu amor
Tudo brilha e gira em círculos
Firmando no firmamento
Nosso juramento

De um dia nos encontrar!

MAR DE AMOR CÓSMICO

Coloca teus pés à beira do mar
E por teus olhos o horizonte vai fitar
E lá encontrarás
As cores de todos os amores

Desliza seus dedos pelo cosmos
Limpa teu rosto pelas lágrimas derramadas
E encontra na senda encantada
Tua vida repleta de amor

Faz do mar cósmico
A dança da tua alma
E tenhas calma
Que teu amor vai chegar

Enche teu templo sagrado
De luz água e flor
E guarda com amor
As flores plantadas

Pinta teu arco-íris
E olha o mar
La sim tu vais encontrar
Pedaços da tua alma

Mar cósmico, desfeito em gotas de luz!

MÃOS DE AMOR

Singelas são tuas mãos
Que tocam as almas
São almas em rotação

Considera que tocas a luz
Com seus dedos mágicos
Vindo do leito do seu peito

Não há traços definidos
Quando se toca uma alma
Apenas luz fundida

Em direções, vértices, ascensões
Não é à toa que seu corpo voa
Dedos traduzindo
As linhas das vidas

Sonhos condensados
Através de suas mãos

CORAL DE ESTRELAS

Vejo o mar
Se transformando em coral
Rochas cheias de flores
Vibrando perto das estrelas

Vejo a onda
Fluindo em direção
Ao seu peito
Inundando as conchas do seu amor

Areia se transforma
Em luz cintilante
Trazendo leveza
Ao seu semblante

Peixes coloridos
São pássaros lilás
Ao espaço estão a condensar
Os meus pedidos

Pelas ruas de agora
O céu encontra o mar
E em teus olhos vou encontrar
A mim mesma

Repleta de luz!

NOS BRAÇOS DO AMOR

Me dê sua Mão
Pelas praças vamos andar
Nossos sorrisos vão se encontrar
E não vou me lembrar dos tempos de
dor

Carregastes minha alma
Conduzindo meu caminho
Quando já não podia mais andar
Lançamo-nos ao mar

Mar misterioso do cosmos
Aonde toda energia circula
Condensando os destinos
Nas noites de luar

Lança a verdade sobre todos
Ninguém pode mais fugir
Me dê sua Mão
Jogue fora o que te prende

Nosso destino é o giro
Das almas conectadas
Em partes veladas
Ao som do despertar

CONSTRUÇÕES DIVINAS

Construí no jardim da lua
Um sonho de amor
Queria cuidar do mundo
Em prantos sem amor

Vi meus laços desfeitos
Mas enfeitei meu peito
Com a lua das provações
Suportando com bravura, os dias de solidão

Nada é em vão
Cada lição libera
O chão para as estrelas
E fulgura o brilho angelical

Vidas perdidas
Saudades de pessoas queridas
A todos vou encontrar
Quando meu coração despertar

Aves aladas
Seres velados
Em forma de amor
Construções divinas sem dor!

AMOR CELESTE

Vibra em meu peito
A luz do amor
De Deus nosso mestre
Vestido em roupas celeste

Cura a minha alma
Mestre querido
E enche de amor
Cada pedaço de minha alma

Nos jardins secretos
Planta tuas flores
Dos grandes amores
Que estão por vir

Me ensina amado mestre
A esperar a condução
Da luz que me tira do chão
E até tu me elevas

Para que eu possa
Contigo estar
Dentro do meu
Próprio coração

Seja eu revestida com tuas vestes celestes

VASO DE LUZ

Te transforma na própria luz
Rompe os vasos que circundam tua alma
E jorra em direção ao mar cósmico

Não há caminho sem saída
Não há lampião sem luz
Não há fogo sem lenha
Para meu amor quero que tu venhas

Abençoados sejam os dias de dor
Com amor serão curados
Espinho sustenta a flor
Gira sempre em nome do meu amor

No giro dos planetas
Há sempre vento em forma de flor
Cada giro
É uma gota do meu amor

Gira em torno do teu cosmos
Amparado pela tua Fé
E aguenta com firmeza
A falta de chão

Gira alma em torno do meu amor

O DESTINO É O COSMO

Luz revestida de flor
Condensadas em formas de conchas
Guardadas nos pés descalços
Nas fantasias de uma alma alada

Asas cortadas
De novo nasceram
Criando espaços
Dentro de espaços

Registrados os laços
No livro da vida
O cordão que se prende
Por amor nunca se rompe

Arrume seus cabelos de vento
Trança os teus pensamentos
Dias de paz são
Acalento para tua alma

Alma sem destino, gira no próprio destino
Do cosmos

MAR LILÁS

Lilás era a cor do mar
Pintada nas conchas
Guardadas nos segredos
Da vida com formato de ar

Luzes douradas
Enfeitavam as verdades
Que para todos
Seriam dirigidas

Letras escritas
Palavras não ditas
Enfeitadas de cosmos
Vem sendo constituídas

Indo pela rua
Dos meus sonhos
La encontrei o anjo
Que soletrava

As palavras vestidas de luz
Que a todos
É dirigida
Condensadas no amor de Deus
Jamais sendo substituídas

ALMA SAGRADA

Contempla com amor
A senda que te sustenta
Veste o teu caminho
E nunca desista por falta de carinho

Amor cósmico
Jorra em todas as direções
Se estendes os braços
Então saberás que És amparado

Corre ao teu pai
Se as lágrimas caem
Lembra-te
Que não há pranto, que não seja ouvido

Guarda na tua alma sagrada
O jogo da tua vida
E transforma alma querida
Farinha em pão

Sustenta a fome
Dos que anseiam
Pelo alimento da alma
E procuram pelo teu nome

Jorra em forma de vida alma querida!

ENCONTRADA POR UM ANJO

Dos templos mais antigos
Eu desci
Com sede e com fome eu estava
Cansada e desiludida

Procurei alimentos
Pelas duras estrada de pedra
E de queda em queda
Um anjo foi me encontrar

Pedi por favor
Que não houvesse mais dor
Me carregou através dos templos
E me trouxe acalento

Eu bebi da luz cósmica
E de amor fui enfeitada
Para que eu transformasse
Tua jornada com cheiro de flor

Nunca perca os seus sonhos
Nunca é tarde para um começo
Cheio de vida
As vidas nunca serão perdidas

A luz está em seu amor

ESPADA DE LUZ

Te levanta, despoja-te das vestes
Que sufocam tua alma
Saia do túmulo
Das muitas encarnações

Aprenda as lições
Na segurança de tua aliança
Com o bem
Que é tudo que tu tens

Segura a espada de luz
Não para que haja dor na terra
Mas que tu faças
Da tua luta, amor para terra

Conduza tua alma
Sem pressa
E antes que o dia amanheça
Feche os teus olhos

E entra no teu templo sagrado!!

ILUSÕES

Rastejei no charco das ilusões
Gritei com minha voz silenciosa
Para que todos os anjos ouvissem
A minha dor sem cor

Levantei com os olhos tristes
Imaginei que em lugar nenhum tu
existes
Olhei flores sem cores
E mar sem ar

Procurei nos espinhos o veneno
Que entorpece minha alma
Para que nunca mais pudesse
Ter uma vida sem amor

Pairei sob túmulos
Dos templos incandescentes
A procura das minhas vestes
E alegria de outros tempos

Mas encontrei em meu próprio
Templo Sagrado
A verdadeira luz
Que tudo a ti conduz!

A PROCURA

Quando fui te buscar
Tu lá não estavas
Gritei por seu nome
Sem sair do chão

Procurei a tua luz desesperadamente
Dias após dia
Tirei os sapatos
Mas continuei com o peso que me
prendia ao chão

Soltei todos os bens
Cai de joelhos
Lágrimas por toda a face
Ainda assim não te achei

Larguei minhas vestes
Desnudei minha alma
Soltei as amarras
A assim toquei sua alma

E te encontrei dentro de mim!

PÁSSARO CAÍDO

Preces eu fiz
Em noites silenciosas
Para que me tirasse
Do tormento da própria alma

Pássaro caído
Asas machucadas
Chora ao chão
Sem nada poder fazer

Ave alada
Sabe que seu lugar
Nunca é o chão
Mas precisa as asas melhorar

Se subir
Com as asas machucadas
Tão alto não irá
Precisa de forças para voar

Voa meu amor
Tu já cicatrizaste suas asas
Voa pelos cosmos
E espalha amor

FOLHAS CONDENSADAS NO MAR

Ave ferida
Casas desconstruídas
Faz do meu cosmos
Ruas para tuas avenidas

Do lado de cá do céu
Tu vais encontrar
Lascas de folhas
Condensadas no mar

O único ar que existe
É o que vibra
Em torno do seu próprio coração
E o encontras através de sua evolução

Acelera teu passo
Voa agora, tu És um pássaro
Alado em forma de luz
Tu já não estas mais aqui

Vem para meus braços
Tenho sempre um abraço
Quero te dar o meu colo
Em forma de luz

AMOR AO MESTRE

O querido mestre
O dia mais feliz
Quando nos jardins nos sentamos
E pudemos conversar

Eu que não sabia falar
O seu coração podia escutar
Nos olhamos
Oh, Deus, encontrei o mar

Mestre querido
Luz em forma amor
Suas palavras de luz
Enchem meu coração

De esperança e alegria
Como eu não podia
Ao teu lado não querer ficar
E o próprio cosmos olhar

O nosso encontro
Em meu coração vai estar
Mestre querido
Teu cosmos é meu lar

E sempre ao teu lado vou estar

PALAVRAS SAGRADAS

Amado ser de luz
Mestre abençoado
Que o meu amor conduz
Suas palavras são sagradas e as guardo
em forma de cruz

Forjam o meu peito
Ao encontro que tenho direito
E esperei com jeito
Até que eu fosse luz

Oh, querido mestre amado
Como eu posso
Não cair dentro de ti
Esse amor louvado, lava meu pranto

E enche a minha alma de encanto
Para que meus dedos
Traduzam a luz
Essa que nos conduz

Mestre querido
Tu que me ensinou a amar
Mas me ensinou antes de tudo
Que no mar eu preciso estar
No mar do templo sagrado

Para que eu faça da vida dos meus irmãos
Um lar de amor sagrado
Para que os sonhos velados
Sejam traduzidos ao inverso

Giro em forma rotação

CÉU DENTRO DE TI

Desfaz se dos véus
Que cobrem seus olhos
Caminha com leveza
De encontro aos teus céus

Aceita a viajem
No tocante do condutor
Apenas siga a carruagem
E te entrega sem desejos a estrada

Considera as quedas
Considera também as pedras
Que vão te machucar
Por hora apenas siga viagem

Não insista em desistir
Tua alma terá que persistir
E começa a olhar as flores
Siga o voo das abelhas

Se desfalecer no caminho
Pede por recursos
Que tua alma vai encontrar
Não desista nunca dos teus céus

Mas primeiro arranca os teus véus

CANÇÕES SECRETAS

Se eu tocar o ar
Minha alma vai falar
Se eu tocar o fogo
Meu coração vai vibrar

Frases seletas
Canções secretas
Soluçam vozes da minha alma
Em versos de um poeta

Amei a poesia
Pois me trouxe alegria
Nos meus dias mais escuros
Procurar-te além das minhas ilusões já
foi duro

Duro também era meu coração
Mas por depuração
Tornou-se limpo e leve
Para te guardar como neve

Para que tu se eleves
Há que ser flor em forma de amor

FURACÃO TAMBEM É VENTO

Réstias de um passado tão presente
Nunca pode desistir
Furacão também é vento
Nuvens brancas em forma de algodão

Ser forte eu precisei ser
Diante das minhas próprias fraquezas
E encontrar beleza
Na lama que brota o lótus

Desfeitos todos os sonhos eleitos
Rodopiei firme sem ter um leito
Cosmos vibrante
Desencontrar-se é o jeito

Perpetua o meu nome
As vozes já não calam mais
A luz explode
Em forma de paz no silêncio da própria paz

Vaso limpo, carrega flores sem dores

A ESPERA

Se tu não vens
Porque ainda assim te espero
Fecho os olhos
E vejo teu sorriso

Dia após dia
Eu aconchego você no meu peito
Se eu não posso te ver
Mas ainda assim posso te ter

As entrelinhas da alma
Eu cuido com calma
Das flores do seu coração
Transformar cada gota em algodão

Um dia tu vais chegar
E com amor
Vou poder te abraçar
Encontro de almas

Tu És meu amor

OS JARDINS DO MEU PEITO

Réstias de luz
Atravessam a janela do meu peito
E eu fiquei aqui toda sem jeito
Como eu pude não te amar

Quero contigo estar
Lançando gotas sobre o mar
Da terra surge o ar
Vem, vamos dançar

Fita o céu
Através do centro do seu peito
Vem meu amor
Aceita meu pedido sem jeito

Lança os olhares
Para as dores
Que o mundo está a gritar
Envolve-os em pedaços com lar

Larga as pedras que carrega
E que te mantém preso as quedas
E faz da verdade
A senda que transforma

Toda a dor em amor

ROUPAS DE ALEGRIA

Arrasta as vestes que envolvem tua alma
Até que tu possas se desprender
Costura tua própria veste com amor que há de ter

Não precisa de acessórios
Eles pesam
Precisa sim bordar com cores
As luzes dos teus amores

Vestes limpas
Isso sim há de ter
Não importa as bordas
Importa que tu haverás de aparecer

E precisar aparecer
Para que possas dar aos teus irmãos
Que ainda carregam nas roupas
O calor para seu frio

Veste tua roupa da alegria
E incendeia com tua alma
Os dias em que o sol nascer
Veste os que já se despiram

Veste-os de amor e luz

NOVELOS

Caminhos secretos, jardins diretos
Para as almas em construção
Vidas passadas nunca são em vão
Traz consigo o perdão

Desfaz o novelo
Que te prende ao chão
Cada lágrima que derrama
Nunca é em vão

Traçados são riscados
Na luz do cosmos
Pedaços de estrelas
Jogadas ao chão

São filhos do amor
Que em teu coração chegarão
É assim em todos os tempos
Transforma grão em flor

Brilha dia após dia
Na jornada da vida
E faz da tua vida
Uma senda, querida

Aonde todos terão pão!

MIRABAI

Hoje eu pedi
Com todo meu coração
Que traga Mirabai
Para que eu possa revelar

Quando a ela encontrei
Eu sabia porque já amei
Li em seu cosmos
As minhas próprias verdades

Não sabia que era tão linda
Mas minha alma já se vestia de tinta
Na certeza de que já vamos nos encontrar
E trazer à tona as notas de amor

Tu eras minha guia
Que havia de voltar
Vestida em vestes sagradas
De amor vamos falar

Te esperei minha amada
Por eras caladas
Agora tu estas comigo
Em minha jornada

Estou a tua espera

O DOURADO DOS VERSOS

Amarelo dourado
Tu És meu legado
Lua terra e flor
Também é amor

Jorrando do vórtice
Sob linhas transversas
Traz a este mundo
O mundo dos sonhos

Janela aberta
Aquarela dourada
Pincéis dançando
As letras da verdade

Traçados certos
Desfaz os incertos
Harmoniza os versos
Que luz carregam

No céu dos meus versos
Há tinta e amor
Para que no escuro da dor
Se faça presente o teu amor

GIRASSÓIS

Do centro do cosmos
Amarelo é luz
Desperta os anéis
Das mãos sem vidas

Em torno do centro
Giram os girassóis
Com hélices douradas
Condensados em sua forma alada

Gotas de luz pelas pétalas
Do centro para as laterais
Nenhum barco à deriva
Todos retornando ao cais

Pela força em que o sol gira
Também gira os girassóis
Atraindo para luz
Quem a luz procura

Não demores a enxerga-los
Há vida em torno do sol
Gotas douradas
Trazem as formas das asas aladas

Para que sejam abertas
Perto dos girassóis precisamos girar

O SOL DO CENTRO

Da fonte primordial
A vida escore
Como gotas luminosas
Lua em direção ao mar

Não retenha entre os dedos
O bálsamo que lave a face
Apenas limpe o coração
Para que a dor se desfaz

Caminha ouvindo o giro
Das letras que ouvirão
Sinta o chamado
Para que não permaneças calado

A cruz tem quatro pontas
Cada vértice um dizer
Mas antes há que saber
O que deves fazer

Abra os braços
Que aponta para os quatro campos
E encontra no centro
Tudo o que tem direito

Faça do sol o seu centro

AQUARELA CINTILANTE

Aquarela também tem cor amarela
Que conduz os viajantes
Todos somos nesta terra
Filhos de imigrantes

Andando sem destino
Escolhendo a deriva rua qualquer
Não se perca neste emaranhado
Que não leva a meu amor

Quando viajares
Precisa estar preparado
Tuas vestes não vestem
O que te veste é tua cor

Cor dourado celestial
Enfeitam tuas asas
Mas para abri-las
Precisa de coragem

Rotações são necessárias
Para que tudo volte ao centro
Aonde está o elemento
Que te faz girar

E quando girar seu voo vai alcançar

SEMENTES DE LUZ

O grão que nasce
Gira para fora da terra
O coração que ama
Gira para fora da guerra

Se te demoras na escuridão
Não temas alma querida
Quando o solo é fértil
Tudo gira por rotação

A semente não teme a escuridão
Pois carrega dentro de si
O próprio sol da claridade
E ainda que estejas de olhos fechados
Sabes aonde está sua verdade

Não há destino que não busque a luz
Basta se atentar para o giro
Mas para isso
Não acredite que tu sejas apenas grão

És floresta inteira girando em rotação

ALIMENTO SUTIL

Da noite surge o dia
Não temas a alegria
E condensa em seu coração
Fases de um novo dia

Descerras teus olhos
Arranca as vendas
Que te guiaram por muito tempo
Para fora do teu coração

Te alimente de luz
Nos verdejantes campos do cosmos
E fazes de ti
A própria senda para alimentar

Não te supras de material
Isto não é essencial
Tudo o que não vês
Isso sim é teu material

Cavalgue noite e dia
Em busca de alegria
Mas não deixe seu cavalo
Com as rédeas fora do prumo

Acerte o rumo e não temas

RODA DO DESTINO

No campo escuro
Não se enxerga nada
Mas se ouvires
Existem vozes aladas

Não permaneça calada
Sentada a beira da estrada
Enxerga tu mesmo
A tua própria jornada

Fazes as pazes com teu destino
Tu giras a roda cármica
Não há como desfazê-la
Somente se mantendo calada

Gira a roda
Das tuas gerações
Liberta os medos
Das tuas encarnações

Vida após vida
Teu lar não é daqui
Fazes do escuro
A tua luz para daqui sair

Gira a roda do destino

A FORÇA DO CORAÇÃO

O sol esquenta meu peito
E tudo fulgura não há jeito
O rio corre abundante
Nos domínios da serpente adormecida

A serpente já acordou
E traz à vida no seu movimento
Tem a força de um Deus
Gira em espiral ascencionado

Nada mais dorme
Sinto o nascer das flores
O sorriso do universo
A me dizer sim

Faz o caminho inverso

Segurando as estrelas em minhas mãos
Levo toda a força de meu coração
E te digo
Não há caminho em vão

O VOO DOS PINCÉIS

Ruas cruzadas
Noites deitadas
Nos túmulos escuros
Das minhas próprias visões

Guardei meus segredos
Em todas as gerações
Morte e vida a cada encarnação
Vim até aqui para dizer que não sigas em vão

Permeando as letras desditas
Em tintas marcadas pelos cosmos
As verdades nas tintas
Lançadas em papel cores de verão

Há tinta esvoaçando pelos pincéis
Para arrancar os anéis

TESOUROS DE LUZ

Voa pássaro alado
Para onde
Os tesouros estão guardados
Abra suas asas

Teus pés não tocam o chão
Tu vives em outra dimensão
Suas asas já estão curadas
Levanta-te do chão

Cicatrizes perdidas
As feridas já não existem mais
O barco retorna ao cais

Atraca alma querida
Na luz do meu amor

VASO TRANSPARENTE

Águas paradas
São águas guardadas
Alegra teu coração
A procura do vaso transparente

O verde do musgo
Que tampa tua visão
Tampa também as tuas lições
Movimenta as águas estagnadas

Chuva é pingo
E cai do céu
Empoça água aonde não tem rio
Limpa as tuas feridas com água limpa

Que brota do cosmos
E desce pelas ruas e avenidas
Do teu coração
Para que nada seja perdido
E nada seja em vão

O LUGAR CERTO

Ave alada
Já não quer ficar parada
Não tem mais pés
Apenas asas

O voo está tão perto
O destino é certo
Voa ave alada
Teu lugar é o céu

Nas cores do sol
Posso ouvir tua voz
Sentindo o som do vento
Tu És meu acalento

Quero ver te perto de mim
Do meu amor
Com todas as cores vibrantes
Com todos seus breves instantes

Instantes de luar

MANTO SAGRADO

Percorri o caminho dos versos
Para mostrar que o caminho é certo
Cor de vida
Traduz os matizes revividos

No sol eu me encontro
Na lua descendo
Nas estrelas enxergo as plantas
Nas plantas me refaço com seu manto

Manto de luz fluida
Acolhe as almas queridas
Cura suas feridas
Para a luz enxergar

A doutrina vai despertar

O GIRO

A alma gira
Gira em torno do amor
Se conecta às estrelas
Em forma de flor

Flor que gira
E também me tira
Das cores do chão
Giro o giro dos planetas

Cor lilás
A gritar
Todas as vozes
Que comovem

Eu sou luz
Tenho a cruz
No centro
E tu serás eleito

O dono do meu coração

VERDADES GRITANTES

Minha mente
É um vaso contente
E descerra todas as lentes
Com as gotas do cosmos

Verdades rastejantes
Agora são verdades gritantes
Polidas sejam as faces
Para que a visão se faça

Cai por terra
Toda a lama
Que das vestes escorre
E tu não tem o que fazer

O leito foi feito
Aguardando o rio do peito
Transformando em mar
O mar do amor cósmico

PÉS DESCALÇOS

Sorrisos são benditos
Trazem luz de cor amarelo
E transformam a vida
Em uma grande aquarela

Pinta a tua alma
Com as tintas do amor
Procura em teu coração
O vaso que melhor caiba a flor

Luzes dançantes
Peixes flutuantes
Sai do túmulo
Das tuas construções

Gira as árvores
Arranca as ervas daninhas
E caminha com seus pés descalços
Sapatos são um encalço

FLOCOS DE VERDADE

Flutuando não sei onde estou
Preciso de uma direção
Mas em meu coração
Gira o giro dos amores

O núcleo que atrai
É o mesmo da luz, que conduz
O meu giro é em torno das matrizes
Matrizes das cores, que formam os amores

As pétalas estão caindo
Flocos de verdade deslizam pelo cosmos
Encontram sua face
Enxuga tuas lágrimas

O sol voltou a brilhar
Tu És agora o mar
Girando dentro do próprio mar
De amor cósmico

ALMA DESTEMIDA

A alma grita
Frases de amor bendita
Escreve meu amor
O destino da tua senda bendita

Recorre a Fé
Já não tem mais os véus
Tudo tu enxergas
Não precisa dos olhos Abertos

Tu vês com a alma
Então tenha calma
Com a dor dos teus irmãos
E enche o coração
Com luz, vida e amor

Vibra alma destemida
Não temais mais a vida

NOITES SEM LEITO

Caíram por terra as prisões
Limparam-se os porões
Abriram se as mansões
E dançaram as canções

Pedaços de laços
Desfeitos nas noites sem leitos
Fizeram do meu amor
O meu único jeito

Jeito fluídico de redenção
Transformado ao sabor das emoções
Carregado por cada encarnação
Túmulo após túmulo

Salões das grandes mansões
Vazios, agora conduzem
As carruagens de luz
Para a eternidade em forma de cruz

Cruz carregada de brilho
Com ela nunca se perde
Os trilhos das novas gerações
Anjos alados jamais serão calados

A ALMA PEDE CALMA

Dancei nos salões do cosmos
O vento me tirou para dançar
Mas antes desarrumou meu cabelo
Para que eu fizesse um novelo de luz

Rodopiei entre o canto dos pássaros
Sendo carregada por borboletas
Chorei as lágrimas do rio
Que ainda não encontrou o mar

Do ar vem o cheiro
De terra molhada e vidas perdidas
Em ilusões desmedidas
A fim de mostrar qual o lado da vida

Vidas queridas, vidas revividas
Ao sabor do silêncio que avassala
Transforma cavalos em vassalos
Mas nunca temas os resvalos

Guarda sempre a semente da vida alma querida
Para que no tempo certo
Possa brotar
Nos jardins floridos de tua alma

A tua alma pede calma

ALMA DE LUZ

Pelos vales tortuosos
Montanhas eu subi
Mas os deslizes da falta de amor
Por eras me causaram dor

Não tinham flores
Muito menos amores
Não tinham cores
Mas sobravam dores

Dor foi o caminho
Que eu mesma trilhei
Em busca do sonho
De ter um grande amor

Perscrutei nos mistérios do universo
Talvez houvesse um verso
Que de fato
Me traria seu amor

Fui encontrada morta
Em meu próprio sepulcro
Carregada pela alma de luz
Que a todos seus destinos conduz

Fui carregada no seu amor

AS FRESTAS DO AMANHECER

Espiei pelas frestas do amanhecer
Eu queria te conhecer
Tu eras tão lindo
Brilhava no horizonte ao anoitecer

Flutuava em noites de luar
Banhando por toda a extensão
Vagueava estonteantemente pelo ar
Não podia te tocar

Vivia nas prisões de minha mente
Os dias passavam tristes e descontentes
Havia me perdido
Nas trevas estava a chorar

Verdade colorida de vida
Eu nunca deixei
De te procurar
O meu destino em teus braços

Nos teus braços
Não tem laços
E juntos nós olhamos
As vestes douradas dos pássaros

Enfeitados de gotas de luz

BONECAS DE MILHO

Estendi as mãos
Queria te alcançar
Mas meus pés grudados no chão
Faziam da minha vida apenas lugar sem chão

Transformei os dias na terra
Dias de alma em guerra
Destruí pedaços de rua
E gritei que nada eu queria

Corria da minha própria dor
Sem saber que ela era, minha própria cor
Transformei bonecas de milho
Na minha própria verdade sem brilho

Desfigurei a minha face
Para que ninguém olhasse e soubesse
Que eu era tua filha Amada
E dessa forma ninguém me encontrasse

Mas tu me colocaste
Nas tuas histórias de amor
Onde espinho tem flor
Faz de mim um jardim de amor

Para que o perfume chegue em forma de flor

ROUPAS DE FOLHAS

Vesti meu manto sagrado
Cada cor uma vida
Não há rua sem saída
Caminho em forma de flor

Substitui as noites caladas
Pelas tuas luas fui transformada
E desta forma
Para teu centro transportada

Girando noite e dia
Agora eu tenho alegria
Poucas roupas
Em folhas eu guardei

E aguardei em silêncio
O lilás aparecer
Para nesta terra tecer
A tudo que leva para seu coração

Em seu coração sinto emoção
Posso ver quem eu sou
Traços de seu amor se condensam em minha
face
Trazendo as linhas para que o destino se trace

E despedace todas as ilusões

CASAS RECONSTRUÍDAS

Tijolos quebrados
Atirados ao vento
Terra no ar
Não tem sustento

Pedaços de janelas
Portas caídas
Casas destruídas
Vidas partidas

Luz formando pétalas
Fechando as arestas
Do espaço
Onde não há nada

Dor e destruição
Apenas pedaços de luz restarão
Para que esta
Todas as casas restaurarão

Sem portas e janelas
No cosmos vibrarão
Para quem quiser entrar
E assim possa avistar

A imensidão do teu próprio coração

O FIM É O COMEÇO

Abro meus braços
No topo do cosmos
E vibro em sentido contrário
Da força que vem de baixo

Esvoaçando minhas vestes douradas
Já não posso mais ficar calada
A minha vibração
Também está em seu coração

Peito rasgado
Luz que entra e sai
Não há lado
Para quem nesta terra vem em vão

Aceita alma querida
Poder da minha vibração
E entenda
Que todos os anjos partirão

Aberta suas asas
Por onde passarem
Jamais deixarão
Suas vozes caladas

O fim é o começo

LÍRIOS BRANCOS

Não há mais tempo
De ser tão lento
O mar corre depressa
Os versos despencam aos borbotões

Lírios brancos
São pintados
E a verdade clara e pura
Em seu seio são guardados

Um a um
Vão se abrindo
Transformando os jardins dos cosmos
Em plantações divinas

Todas as abelhas
Sentem cheiro de mel
A colmeia vai se fazer
Nenhuma delas vai faltar

Nos campos dos lírios
Tem mel em forma de amor
Escorre pelos meus dedos
Toda a tinta que transforma em jardins

E permanecem os jasmins perto de mim

LIBERTAÇÃO

Os pedaços de pétalas
Começam a se juntar no ar
Para aqui na terra
Em mar se transformar

A força da condensação
Se faz presente
Nas mãos que vem do coração
Ninguém mais foge
A força de atração

O núcleo atrai por rotação
Quem ficar preso
Será arrancado
Com o peso dos furacões

Aceita a brisa que desliza
E conduz as almas
Para o próprio centro
Nas noites em forma de canção

Transforma teu mundo em oração
E gira o giro das rotações
Não há lugar
Que não esteja a força da libertação

Libertando um a um dos seus túmulos

SINGELA MENSAGEIRA

Não consigo tocar a luz
Apenas o meu próprio coração
E de Lá que vem a força
Para minhas próprias canções

Palavras benditas
A partir do teu amor são escritas
Para que os filhos da luz
Para a luz se transportem

Se ainda me falta tanto
Peço nos meus sonhos seu encanto
Para que eu possa
Ser sua singela mensageira

Que em forma de guerreira
Transforma os véus
Nos réus que serão julgados
Pelo fato de manter guardados

Os nobres corações
Que enclausurados
Não fazem canções
Em forma de cor

Que se abra a janela do amor

MARGARIDAS

As pétalas são condensadas
Em forma de margaridas
Para que nesta terra
Não haja árvores caídas

O sol reflete o mar
Em forma de vida
As cores brancas da luz
Estão dentro da margarida

Não tenha medo alma querida
Dos dias sem vida
Transforma o seu coração
Em pétalas de margaridas

E por atração do sol
Tu terás vida
Em forma de aves coloridas

PEIXES SÃO PIRILAMPOS

Milhares de sóis a borbulhar
Ascensão é desilusão
Construções necessárias
Para o mundo andar

Dos meus dedos
Pingam as sentenças
Para que nada permaneça
No seu lugar

O dourado escorre
O rio nunca corre para trás
Os peixes agora são pirilampos
A todas as noites encantar

A escuridão se dissipa
Não há terra no lugar
O teu grito sucumbe
Aqueles que não sabem andar

Para que eles possam voar

VIDAS REVIVIDAS

Mira para onde
Tu não podes olhar
Pois e daí
Que tu vais girar

Traz as formas de vida
Todas para o ponto de partida
Justamente
Para onde nasce a vida

Nasce e renasce
Em formas revividas
Cada beco sem saída
É o início de muitas vidas

Quero ser tua filha
Nas mais diversas formas
Minha matéria
Já se transforma

Tudo migra para a cruz do centro

O TOQUE DO SINO

Eu vejo as igrejas
Abrindo as portas
O toque do sino
Será o sinal de chegada

Após longa jornada
A folha encantada
Traz as letras douradas
Do porvir que há de vir

Dançam as letras
A dança da vida
Traz as medidas
Das fontes refletidas

São cintilantes
As cores que encantam
Mas é no verde brilhante
Que a flor vai florir

Sorrisos são encantadores

DENTES DE MARFIM

O vento dos amores chegou
Transformando as cores
E trazendo os rumores
Do tempo que há de vir

Já está tudo pronto
O sol se ajusta no centro
Carregado pela ala
De todos os Deuses

As folhas acordaram
Os pássaros aprumam as asas
O cosmos inteiro se prepara para o jardim

O ponto é o centro
Dos dentes de marfim
Aquele do qual
Todos caem dentro de mim

Fulgura a luz dourada
Daquela voz calada
Que diz sim
Quando vê os dentes de marfim

O ouro está dentro

A PRIMEIRA MARGARIDA

As pétalas já não rodopiam no ar
Os pingos se transformam em flor
Juntos se condensam
Transformando margarida em amor

A primeira margarida
Em outubro vai descer
Quando o sol nascer
Ela vai aparecer

A primeira de um jardim
Cujo dono é o jasmim
Transforma a todos
Em perfeitos donos de jardins

Há um querubim
Perto de mim
Será quem
Vai transformar a flor em jardim

Vestes de mim está no pedaço de jardim

AMOR DE MIRABAI

Miira, aonde tu estás?
Eu te procurei nos versos
Eu te procurei no mar

Vi teu olhar
O que o cosmos fez com teus versos?
Um nobre instrumento de luz
Para quem tem o destino incerto

Tu tens os traços
Eu sigo em seu enlaço
Pelo amor ao mundo
Que tem a cruz no fundo

Me calei quando eu li
O que tu escrevias
Seria eu, a escrever
Em parceria?

Mira os teus sonhos são os meus??

AONDE ESTÃO OS PERDIZES

Mestre, o que tu me dizes
Aonde estão os perdizes?
Enfeitam o lar
Daquele que está por encarnar

São das cores
De todos os amores
Uma pena caiu
Aonde tinha um rio

Foi transformado em lava
Incandescente
Para que descente fosse o teu lar
Esse que é teu mar

Flutua agora
Até que chega a hora
Dentre vocês estar
Vem ensinar a amar

Pétalas em forma de flor

A LUZ DA PERDIZ

As aves já se juntam em bandos
São perdizes brancas
Voam no espaço
Entre as duas linhas

Não se pode ver
Apenas saber
Que estão Lá
Aguardando

Quando a água do mar borbulhar
Tua hora vai chegar
De se transformar
Em perdiz nesta encarnação

Sem mancha alguma
Suas asas são de veludo branco
Quem toca uma asa
Sente o encanto

Não haverá voz alguma
Quando a perdiz partir
Mas desta vez
Ela parte em direção ao vento

Para que o centro
Possa mostrar
E os corações acalentar

CRISTAIS DE OURO FINO

Lapida seu coração
Batida por batida
Não há mais arestas
As frestas são o corrimão

Sobe as escadas
Do teu próprio coração
Não há chão que suporte
As asas em forma de canção

Ladrilha o pedaço que falta
Com as próprias mãos
E transforma com carinho
A vida dos teus irmãos

Cobertores serão transportados
Para aquecer
Os leitos sem chão
Tampados pela voz do coração

Aceita logo tua senda
É areia que emenda
Cristais de ouro fino
Mas é preciso que esteja
Apenas com as rendas, sem as vendas

Para que tu nunca te vendas

MILENA

O nome dela será Milena
Ela tem mil anos
Dois corações
E dentro dela nada será em vão

Suas mãos cortam o ar
Assim a humanidade pode avançar
Em direção ao destino
Que já foi dito, predito

A força dela move o mar
Em círculos ascendentes
Toca o céu
Com os olhos incandescentes

Não há mal que perdure
Onde seu crivo furar
Do lado do ar
Só há um jeito para voar

Ela vem vestida
Com as roupas do cosmos
E tem a estrela no peito

JARDINS TREVOSOS

Jardins trevosos
Serão destruídos
Com a força
Instituída há milênios

Não há mais tempo para aguardar
As flores pretas secam
Já não tem água
Em seu pântano

Murcham dia após dia
Liberando a energia
Que só serve
Para estagnar

Morrem lentamente
Ao sabor do vento seco
O caule está podre
Fétido ao charco retornam

É necessário
Para que sua forma
Seja mais clara
Nas noites de glória

O jardim secreto se desfaz

SONHO DE OCUPAÇÃO

Mi miira
Não te atentes para onde estás
Sobe até a lua
Para enxergar o mar

Desconsidera essas frivolidades
Já não servem mais para tua idade
Condensa apenas
O que for da tua lealdade

A coragem não te falta
É aragem que refresca o peito
Faz do arado
O sonho de ocupação

A terra está sendo limpa
Remexendo tudo o que há
Verdes vales encantados
Ao seu coração retornará

Tudo brota em formosura
Já não há mais secura
Água sol e vento
Todos temos alimento

Ascende na luz do teu amor

AS LAMPARINAS DAS BAILARINAS

Do meu coração
Partem raios de luz
Tu não sai de minha mente

Estou tão contente
Sinto você aqui
Se eu fechar meus olhos
Vou poder te enxergar

Você é uma constante
Em minha mente inconstante
Me dê a Mão meu amor
Vamos passear com as bailarinas

Bailarinas são lamparinas
Que apontam os caminhos do cosmos
Para onde eu e você vamos
Brindar o cálice da eternidade

A aliança circula na Mão esquerda

NOTAS DE AMOR

Há meu amor não te demores
Fecha o círculo o mais breve possível
Em meu coração
O meu amor já é visível

Vejo a aliança dourada
Envolvendo meus dedos
Querido não tenhas medo
O teu destino é o mar de meu amor

Quando nossos olhos se encontraram
Nossos olhos já se amaram
Nos perdemos no caminho
Mas agora tudo está em alinho

Nada permanece fora do lugar
A tua senda é meu lar
Vamos meu amor
No universo vamos morar

Vou te ensinar a orar

COPOS DE LEITE

Copos de leite
São enfeites
Que contém o leite
Das estações

Estações têm canções
Falam sobre emoções
E conservam
O ciclo inteiro da vida

Dentro delas há quimeras
Gotas em forma de orações
Há vida
Em qualquer lugar que haja corações

Corações espirituais
Não têm formas
Encaixam-se
Até nas pedras para reforma

Copos de leite
Se transformam em enfeite
Para quem quiser
Nos jardins cósmicos alcançar

Para a valsa do amor dançar

DIAS CHUVOSOS

Velei minha própria alma
Em dias chuvosos
Por eras em cemitérios
Minha alma ficou enterrada

Não podia sair
Estava calada
Com a face transfigurada
A mim mesma não podia ver

Remexia minhas lembranças
Intermináveis lembranças sem fim
Que arrancaram de dentro de mim
Toda a alegria que podia

Dos tormentos dos dias sem luz
Fiz a própria carruagem
Luminosa que a ti conduz
Maltrapilha entrei e me lancei

Sem destino ao meu único destino
O mar de luz que a ti conduz
Não existe outro caminho
Que atinge aquele que reluz

O caminho é entrar na carruagem

O DESTINO É SEU AMOR

Mesmo que não te lembres
Quem tu És
Faça por hora
Questão de sentir os pés

Usa-os por um tempo
Para a direção do giro
Até que possas
Ter suas asas para com Deus se unir

Não descame a existência
Em dias que não existem
Mesmo que tu estejas triste
Entra na carruagem

Aquela que conduz aos reinos superiores
Mas eu te digo alma querida
Procura por cavalos que são mansos
Senão tu cais com a velocidade

E te digo ainda meu amor
Não tem idade
Para ver a cor da carruagem
Que te leva

Direto ao destino do seu amor

A CORAGEM DE ELAINE

Ela era a Dona da carruagem
Fez suas próprias ferragens
Conduz as almas
Que estão em desamor

Almas em desamor
Também são flor
Apenas não sabem
Que elas estão sem cor

Seus olhares tristes
Procuram por amor onde ele não existe
Mas não percebem
Que suas buscas por amor não podem estar
Aonde eles não existem

Conduz alma querida
As almas que te procuram
Ainda que seja duro
Manter-se em alinho

Mas saiba que esse é o caminho
Das almas em flor
Conduzir por amor
Aqueles que ainda não sabem amar

Tua carruagem é luminosa
Bem como tua coragem

ALMAS TRISTES

As almas tristes, existem por todo lugar
São muitas ao amor procurar
Não tenha medo de auxilia lãs
Elas apenas não sabem que a luz existe

Sua dor é interminável
Elas ainda estão duras
Pela falta do próprio amor
Fizeram da vida eras de dor

Aos poucos são transportadas
Pela ave alada
Que caminha com o par
Pelas ruas formadas de ar

Viscosas são suas almas
Elas choram
Ó, queridas
Não percam mais tempo na lama

As encarnações já passaram
Vocês são leves agora
Esta é a hora
De aceitarem a Mão

Que conduz para carruagem ao
verdadeiro lar

DOR DO FOGO

Ela foi crucificada
Pelo que ela não fizera
Carregou por eras
A dor do fogo queimando suas vestes

Hoje ela é parte do fogo
Pode ver através dele
Por que pelo fogo
À terra ela foi jogada

Suas lágrimas de luz
Ainda hoje escorrem pelo seu rosto
Mas não há posto
Em que a dor permanece

Não permaneça alma querida
Presa a cruz
Das próprias provações
Porque não há ilusões que não se desfaçam

Depois que foi crucificada
Seu coração amparado
Nas folhagens de luz
Que a tudo conduz

Fogo queima, mas é necessário.

LUZ DAS ESTRELAS

Quando se é queimado
No fogo das provações
É necessário
Aguardar gerações

Para que as emoções
Cedam lugar as ações
Pois coração no fogo
É dor de novo

Lentamente o fogo acalma
E a dor da alma
Faz do leito
Um cobertor para o vento

As estrelas refletem a luz
Para curar
Aquele que conduz
O destino dos irmãos

Para que nada
Nesta vida seja em vão
Cobertor que não cobre leito
Não deve ser usado no peito

De todas as gerações

AMAR COM FÉ

Transcender o invólucro das gerações
É preciso fazer
Os padrões são repetições
Que não deves tecer

Há muita dor nas almas desencarnadas
Vivem a dor de almas passadas
É preciso entender
Mas não se pode ceder

Cura a tua alma
Cura junto todas as almas
Em que possa padecer
A dor das vidas sem almas

Ajuda também
Aqueles que Rastejam aos teus pés
Fazem de ti
Escárnio da própria Fé

Estes são os mais que iludem
Pois sabem quem tu És
Aprende com eles
Amar com Fé

Olha em torno de si para ir para dentro

LÁGRIMAS DE FLOR

As minhas lágrimas
Não eram somente minhas
Mas tinham tanto dor
Que plantei flor

Não podia ver
Mas podia sentir
E assim
Para meu amor partir

Cartas cruzadas
Noites veladas
Semblante sem cor
Fiz da minha vida uma obra de amor

No âmago escaneada
Para que pudesse
De alguma forma
Ser ave alada

Pondera tu também
Meu irmão
Onde está sua atenção
Nos dias de jornada

E faça agora sua escada

BOSQUES DE LUZ

Corro pelos bosques
De luz cintilante
Os vagalumes me seguem
Tudo é tão breve

Tu estás comigo agora
És meu abrigo
Antes nada tinha sentido
Podemos girar agora em todos os sentidos

Sentinela da verdade
Tu guarda meus sonhos
Para que eu nunca perca
O direito de sonhar

Tu És agora meu par
E juntos
No ar rodopiar
Em busca de almas para amar

A MENINA QUE EXISTE

A menina que era triste
Agora existe
Vestida de branco
Seu olhar é um encanto

Seus pés não tocam o chão
Há alegria em seu coração
Ela veio lutar
Por aqueles que têm coração

Ela pede para seu sorriso seguir
Para aonde tiver que ir
Nos campos floridos
Encontros coloridos

Deixa um rastro de luz
Para quem quiser ir
Aponta o caminho
Aonde ainda tem espinhos

Menina cor de luar
Transforma o lar
Daqueles que anseiam
Por voar

A HORA QUE VAI CHEGAR

Olho para trás
Esperando quem há de chegar
Pulando cordas amarelas
Brincando de rodopiar no ar

Crianças brancas de vida
Trazem a luz bendita
Para as formas de vida
Que está a sussurrar

Escuto o vento
Ele traz acalento
E junto traz
As cores do mar

Meu coração já não pode
Parar o sopro do ar
Também não pode mais
Esperar a hora que vai chegar

Quero correr
Para os braços
Daquele que me conduz
Para poder florir

A MENINA DE AMOR

Veja a menina
Com o rosto
Estampado de alegria
Nos campos repletos de amor

Espera aquele que há de chegar
E que vai acompanha-la
Na senda bendita
Que já é predita

O menino traz a pipa
Aquela, pela qual
Podemos o céu enxergar
E que a muitos vai ajudar

Quando as mãos se encontrarem
Seguindo seu caminho
Já não terão mais espinhos
Eles já são crianças no mar

Os dois seguem juntos
Ela é branca e ele cor de pipa
O amor deles
Todos os anjos vão enxergar

ALMAS AFINS

Já não é sem tempo
O encontro das almas afins
Aquela da menina de branco
E do anjo querubim

Ele carrega uma pipa
Para que indique
Como se faz
Para o céu enxergar

Ela carrega uma cesta de flores
Que contem dentro
A luz dos amores
Para todos encantar

São corações puros
Que já não temem o escuro
Estão à espera
Do dia raiar

Para que possam se encontrar

VESTES EM FLOR

Crianças do amor
Suas vestes carregam flor
Brincam nos campos do cosmos
Em formas de versos cintilantes

São eternas formas de luz
Que desceram do meu peito
Auxiliando a quem precisa
Para que tudo tenha jeito

Há pureza em cada detalhe
Suas almas não há quem retalhe
Transformam dor em flor
Usando a linhas dos seus corações

Costuram silenciosamente
A colcha de retalhos
Para que não haja atalhos
Nos planos do pai

Colcha que aquece os corações

MENINO DA PIPA

Menino da pipa
Que corre pelas estradas
Quem te olha agora
Não te vê em forma alada

No dia em que eu vi
A tua alegria
Não pude mais
Não querer tua parceria

O seu sorriso é o que indica
O caminho predito
Não tenho como
Não seguir teus passos

Ando no seu enlaço
Segurando a mão sem pipa
E nós dois juntos
Vamos olhar para o céu

O céu de estrelas
Que foi preparado
Para o encontro marcado
Há mil anos atrás

As mãos vão se encontrar

MÃOS UNIDAS

Vejo
As mãos se encontrando
Os olhos se alcançando
No lindo cenário da paz

São duas almas de crianças
E não há lembranças
Dos tempos que não sejam
O único destino de quem não sabe amar

A correr pelos vastos campos com pirilampos
Deus a nos alcançar
Traz consigo os anjos
Para que o legado se cumpra

Sob a proteção
De todos os que virão
Eles nunca mais
As mãos soltarão

Nem a pipa deixarão
Precisam dela
Para que eles possam
Fazer a conexão

COLAR DE PÉROLAS

Sob o firmamento
Eu fiz o juramento
De a ti retornar
Em forma de mar

Quando eu estiver pronta
O mar solta a concha
Para eu poder ouvir
O que tu me contas

Tem um coral de pérolas
Envolta em fitas de cetim
Aquele que tu fizeste para mim
Em tempos de outrora

As pérolas de cetim
Trazem você para perto de mim
A vida faz a volta
Bem como um colar quando fecha

Quando o colar
Ao pescoço retornar
Fecha se o círculo
E tu já podes amar

O colar é de pérolas

A CRUZ DA VERDADE

O caminho vai se abrindo a frente
Formando uma estrada de luz
Eu ando por ela
Carregando a espada em forma de luz

Tudo se junta atrás de mim
Formando um manto sagrado
Que traz vida
Para aqueles que andam desnorteados

Dos corações escorre
Luz para aqueles
Que vivem na escuridão
Não há que não levante com o som cantante

Dos pássaros alados
Que por desígnio de Deus
Andam do meu lado
A vida pede passagem

Para que seja carregada a cruz de luz

PORTAIS DE LUZ

O líquido doce escore
Fazendo do leito do meu peito
Rio para chegar com jeito
Ao peito daqueles que choram

Nos vales sagrados
Da imensidão do cosmos
Aberturas entre os dois tempos
Chegou enfim o tempo

Da luz permear a sombra
Em instantes vibrantes
Tornando a noite
Em campos verdejantes

Quando os portais são abertos
Ninguém sabe ao certo
Quem entra e quem sai
Mas no demais, o caminho é certo

Versos do meu coração
Trazem a certeza das canções
Dos portais abertos
No tempo certo

PORTAIS DE AMOR

Entre as duas linhas
As portas se abrem
Se enxerga por todo lado
Aqueles que estão deitados

Minhas lágrimas caem
Ao ver tanta dor
Envoltos em panos sujos
Caídos por todo lado

Enclausurados nos túmulos da dor
Eles estão sem cor
Ó, Deus
Eu te peço, tenhas piedade por tanta falta de amor

Aos poucos são carregados
Um a um são amparados
Para que não permaneçam
Deitados na floresta do desamor

Quando se abrem os portais
A luz tudo mostra
Não há quem não chore
Ao ver tamanha escuridão

Vem, vamos, me dê sua Mão

ANJOS ALADOS

Anjos alados
Passam pelos portais sagrados
Recolhendo aqueles seres deitados
Na própria dor

Eles não sabem o que é viver com amor
Foram sucumbindo pelo peso da própria cruz
Carregam mais do que podiam
Saco cheios de ilusões

Já não podiam mais viver
Distantes daquele que faz descer
Os anjos pela escada de luz
A trazer o socorro
Que não está distante

Carregados um a um
São cuidados e amparados
Na certeza que há um amor
Tão grande que os faz reviver

Desfalecidos nas asas dos anjos
Sem saber o que fazer
Sabem apenas
Que na luz vão viver

Os anjos estão descendo

ESPETÁCULO DAS LUZES

O Grande portal se abriu em agosto
Agora pequenas portas se abrem
Trazendo os rostos
Dos que não se podem ver

São muitos, entrando em conjunto
Para os mortos reviver
E ter sua aliança
Refeita nas forças do bem

Não temem a escuridão
E suas asas trazem a imensidão
Da realeza de uma luz tão grande
Que fulgura em frequência inimaginável

Como se fosse um estrondoso
Espetáculo de luzes
Que a todos conduzem
Para o amor do pai maior

Ninguém é deixado para trás
Cada qual será deixado
No seu cais
Onde o amor do pai não sai jamais

Os filhos amados retornam ao cais

NOS BRAÇOS DOS ANJOS

As lágrimas já não param de cair
Quando eu vejo tanta dor
Tantas almas sem cor

Oh, Deus, carrega todos eles
Para que sejam amados e cuidados
Dentro das mansões de luz
Perdoa cada um deles, pela vida sem luz

Aconchega os em seu peito
Eles apenas estão sem jeito
De te abraçar
Mas contigo querem estar

Oh, querido Deus
Aqui comigo não podem ficar
Tenho que ajudar
Os que ficaram para trás

Se encarrega de despi-los
Das vestes imundas
E quebra as algemas
Que sua alma circunda

Protege-os até que eu possa chegar

NOVA ERA

Há portais por todo lado
Muita luz está a entrar
Já chegou o início
Da nova era começar

As fechaduras começam a girar
De dentro para fora
É o início da nova aurora
O sol alcança o mar

Seres de luz deslizam por todo o lado
E eu permaneço calada
Apenas escrevendo os versos
Que serão por eles transportados

Para todos os cantos
Dos cosmos em forma de luz
Para que cada coração que ler
Dessa água possa beber

Oh, Deus, por que me escolhestes?
Para algo tão lindo
Minhas mãos são tão simples
Podem não estar a contento

De seres de luz tão grande

PÓLEM RECOLHIDO

Cada verso será recolhido
Por um anjo escolhido
E será entregue aqueles
Que desejam soltar as mãos

Dos aguilhões de muitas eras
E possam encontrar a versão
De um mundo de luz
Aqui na terra

A nova era está chegando
Em letras condensadas de ouro sutil
Logo será levada
Pelos encantos mil

Como estrelas brilhantes
Trará luz cintilante
A cada casa que entrar
Irá refazer as almas destruídas

Pela dor do dever desfeito
Mas cada um sentirá no seu peito
O novo dia chegar
É a hora dos olhos fechar

E deixar as lágrimas caírem

AMANHECER

Quando tu abrires a porta
E ler o primeiro verso
É de certo que teu coração vai vibrar
E entender por que nunca pude falar

Eles dançam para mim
Poder escrever
E o meu coração tecer
As letras que iluminarão seu amanhecer

Vejo meu mestre
Envolvido em capim celeste
Nas canções que chegam até mim
E escrevem para os corações celestes

A energia chega aos borbulhões
E trazem as versões
Dos versos que tenho que escrever
Não temos tempo a perder

Ele vem e diz
Oh, querida, precisa escrever
Eu sinto seu amor
Para que não possa esmorecer

A DANÇA DA FORÇA

Tenho muito a fazer
Pelos meus dedos
O mundo vai renascer
Mais claro que quando o sol nascer

Esta dança me traz a força
Que explode em meu coração
E eu tenho as visões
Que preciso para os fios tecer

A falange está unida
Fazendo o cosmos vibrar
Eu vejo seus pés dançar
Sentindo que tudo me alcança

A minha alma impactada pela força
Traz os traços que preciso
A vocês, meus queridos
Dizer pela força do amor

Para que em nenhum sentido
Haja dor
No peito dos eleitos
Em esferas de amor

OS PÉS DO MESTRE

Eu sinto a dança em meu coração
As letras vêm aos borbotões
Vejo os anjos descendo
Trazendo as benções do porvir

Quase não posso escrever
De tão lindo que há de ser
Apenas luz
No entardecer

As linhas luminosas
Rompendo a escuridão
E trazendo os traços
Do novo mundo

Tudo está acontecendo
Enquanto o mundo dorme
O sonho das ilusões
Sem saber o que fazer

Não há mais trilhos sem brilhar
Tudo vai aparecer
É uma questão de tempo
Para cada um merecer

Olhar através do filtro dos sonhos

CHÃO SEM LEITO

Há as aves que recolhem os que estão no chão
Há também aqueles
Que abrem os portões

Da luz para as sombras
Anjos alados
As escadas a descer

Não importa quem sejam
Apenas restauram a ordem
Para que a desordem
Abra lugar para as flores

Os jardins secretos
Estão sendo desfeitos
Chão sem leito
Os cobertores chegaram

Traz o calor para o frio dos corpos sem vida

A VIBRAÇÃO DO CANTO

Todos são envolvidos
Amorosamente
Enquanto acontece
A dança

Eu fazia a sincronia
Da dança
E do que faz quando
As batidas tocam o chão

Eles tocam também os
Corações das almas sem vida
Eu posso ver
O cosmos traçar as instruções

Enquanto eles dançam
Os anjos trabalham
Para que tudo volte
Ao seu devido lugar

A vibração do canto
Chega até meu lar
E eu posso escrever
O que eu posso ver

Meu mestre vestido de capim celeste

CORAÇÃO DO MESTRE

Quanto sinto seu cantar
O meu coração faz vibrar
E eu tenho as visões
Que preciso ao mundo contar

Os trabalhos que são feitos
Nos leitos daqueles sem chão
Enquanto as versões
Do amor vão encontrar

Eu tenho a sintonia
Que é preciso para olhar
Enquanto eles dançam
Faço os versos que encantam

Amado mestre
Tu És meu amor celeste
Em forma de mar em meu coração
Tu corres pela imensidão

Obrigada por me ajudar
Trazer aos irmãos as palavras
Que precisam ser ditas
Para que todos girem em rotação
Eu vivo no coração do meu mestre

TOQUE DO TAMBOR

Cada toque do tambor
Uma vibração em forma de cor
Oh, querido mestre
Tu tocas como um anjo em forma de flor

Enquanto tu trabalhas com amor
Eu trabalho como flor
Flor cheia de amor
Transformo teu canto em versos

Tu estás na minha mente
Que agora está contente
Já não posso escrever
E ver o que está sendo feito

E quando eu te vejo
Dançando para eu escrever
O que eu sinto não posso dizer
Pois não há palavras do tamanho desse amor

Eu caio de joelhos

JOELHOS AO CHÃO

Caio de joelhos
Perante a imensidão do cosmos
Vendo meus irmãos serem cuidados
Nos braços do pai celestial

Flutua a lua tão perto
Que posso enxergar os versos
Que levara a doçura
Que cura todos os males

É tanto a dizer
Não sei o que fazer
Apenas seguro o pincel
Que é para tinta descer

Montando em sincronia com a dança
O que o universo quer dizer
Apenas a minha mente
Reflete a luz das letras, vou esquecer

Esquecer que sou algo
Pois não sou nada
Apenas fico conectada
Para que eu possa escrever

Eu já não sei ler

AS CORES DAS TINTAS

Quanto mais o mestre dança
Mais eu saio do chão
Não estou perto dele
Mas eu sinto sua vibração

Os meus pensamentos não existem mais
Só traduzo pela tinta
As cores que vão pintar
A mandala do amor

Enfeitara o céu do cosmos
É gigante e em forma de flor
Está sendo tecida
Pelos anjos de amor

Transcendem pelos portais
Fazem a passagem da luz
Elas são tintas
Não sei o que dizer

Pintadas com tintas resplandecentes
Trazem o amor aos descontentes
Vibrações em forma de amor
Irradiam até chegar aos corações

As mandalas de luz
Estão sendo colocadas no teto do universo

MANDALAS DE LUZ

As mandalas trazem a vibração
Que o teu coração enxergara
São penduradas em forma de mar
Assim tu podes olhar

Tudo começa com uma vibração
A qual todos sentirão
Os mortos vivos chorarão
Pelos que eles não verão

Eles sentem o chamado
Mas não sabem o que fazer
É preciso trazer
A escrita bendita

Eles saberão ao ler
Cada frase vai para seu coração
E eles não temerão
Os dias que hão de vir

Já não aguentam mais
Os dias sem vida
Vem alma querida
Vamos encontrar a vida

Segue a senda bendita

PROCESSO DE LUZ

Há ainda a luta
Da energia da luz com as sombras
Eles não querem perder os domínios
Mas hoje muitos foram recolhidos

E assim será
Sempre que houver o canto
Os portais se abrem
E Lá se fazem as construções

E que aos poucos
Serão constantes
Dentro do cosmos cintilantes
Hoje as trevas perderam muitos

Daqueles que usavam
Para estagnar energias
E retardar a claridade
Que já é uma verdade

Os portais se fecharam
Aqueles levados serão cuidados
E quando voltarão
A luz, já trarão

É um processo de luz

SOLDADOS PREPARADOS

A luta é gigantesca
Entre as forças
Mas há muita luz
Escorrendo em todos os sentidos

Os soldados estão sendo preparados
Pela força do amor
A janela do tempo
Envia cada vez mais cor

Soldados alados
Aparecem em todos os lados
São simples sem roupas
Ninguém sabe o que dizer

Mas trazem no entardecer
A sua glória e grandeza
Lutam ferozmente
Para a luz trazer

A força que eles têm
Dos cosmos vêm
São anjos de luz
Preparados desde o nascer

NOVAS ALMAS

Novas almas vão chegar
Enfeitadas de colares
Não se pode ver
Apenas se olhares

Os colares estão nos corações
São pedras preciosas em forma de orações
Elas vêm ajudar
O mundo se reestruturar

Cada uma delas traz muitas eras
Dentro de suas versões
É preciso cuidar
Para que elas sejam ouvidas em nossos corações

Elas têm como missão
Trazer a mensagem
Do pai celestial
São vértices puros de luz

Jorrando os segredos do universo
Aos quatro cantos da cruz
Estampados nos semblantes
A beleza de novos tempos

ANJOS CELESTIAIS

Anjo celestial!
Em seus braços quero estar
Para poder voar mais
Me leva contigo para o mar

Tu que voa tão alto
E vês tanto
Já não sei dizer
Me mostra um pouco do que tenho que fazer

Emenda minhas letras
Com tua própria escrita
Coloque a capa
Para que seja bendita

Não deixe que eu tão simples
Faça esses pequenos versos
Faça tu meu amor
Para que sejam do tamanho do universo

Oh, querido
Escreve tu as linhas aos teus filhos
Que anseiam por ouvir-te
Eu sou tão pequena, apenas uma pena

Os versos são teus, oh, amado
Eu apenas permaneço calada

OS VERSOS SÃO TEUS

Me transforma, oh, querido pai
Nos teus próprios versos
Eu não tenho condições
De fazer uma só letra

Tu És meu guia
Eu apenas vibro
Na sua alegria
A segurar a pena

Diga a eles
Que os versos são teus
Sou simples mensageira
Das noites de lua

Pelo topo amado pai
Escorre os versos celestiais
É por aí que tu vais
Falar de amor aos teus filhos

Eu me entrego, oh, querido
Na humildade de te servir
Sem nada te pedir
Apenas ser grata por te olhar

De tão perto querido pai

TERCEIRO OLHO

Os raios chegam aos meus olhos
Trazendo o esplendor dos novos tempos
Eu não sinto mais nada
Estou apenas escrevendo

A imagem fulgura no terceiro olho
Pois enxergo de olhos fechados
Para ver a claridade
E estar ao teu lado

Tu trazes as boas novas
Eu desfaleço aos seus pés
Tamanha é a gratidão
De poder te servir o porvir

Minhas lágrimas tecem a rua
Que os teus passarão
O veludo que circunda o banco
Nos pedaços de verão

Não temos mais tempo
Já sopram os ventos
Das mudanças que virão
Oh, querido, amado pai

Quero te ouvir por toda a eternidade

CARROÇA VAZIA

Sábio tu fostes
Quando me transformastes
Em farinha
Amassando as sementes para o pão

Se queres alimentar
Precisa se transformar
Para matar a fome
Nutrientes deves carregar

Não sejas tu
A carroça vazia
Que apenas faz barulho
Sem nada integrar

Te integra com o cosmos
Transforma-te em pão
Ar em ruas
Para que tua passagem não sejas em vão

Guarda contigo
A chave das portas
Que se abrirão
Para que abram seus corações

Te integra com o cosmos por opção

PALAVRAS DE AMOR

Perguntei ao meu mestre
Através do meu amor celeste
Como faço
Para levar-te aos meus irmãos?

Ele me diz
Fale através das canções
Elas têm emoções
Lá eu estarei

Todos sabem dançar
E quando dançam podem amar
Traz eles com tuas mãos
Para que possam girar

No giro, eu os tiro
Do chão que não é chão
E os transporto
Para o mundo da evolução

Fale a eles
Para que tu vieste
Condensa as palavras
E as lança ao vento

Porque não há tempo
Para deixa lá no chão
O vento as transporta
Para os reis sem coração

Porque tem emoção

REINOS SEM REIS

Não precisas ir a templos revestido de ouro
Tu já tens os próprios tesouros
O ar é revestido de mar
Para que nesse lugar tu venhas me encontrar

Não procureis por fora
O que tu já tens por dentro
Reveste de ouro
O teu próprio templo

La eu estarei
E com amor eu te direi
Que quando me achares, te encontrará
Nada terá mais fim

As tuas alegrias e tristezas
Ali desfarei
Porque delas não precisa
Para tornar-se rei

Te transforma no teu próprio rei
Então seu rei eu serei
Para que juntos
Transformemos o mundo

Em reinos sem reis

AMOR DE FILHO

Para ti, meu amor
Faço todas as minhas danças
Para que eu aprenda como ao ar se lança

Tu me encantas querido Deus
Com tua semelhança
Com o verde da vida
Que pulsa em cada canto

O pranto será enxugado
Em cada rosto que desistir
Daquela ilusão
Que te faz existir

Tu é apenas
Luz dançante
É para isso que vens
Para que encantes

Minhas lágrimas são de alegria
E agradeço pelo dia
Que pudemos nos abraçar
E ao meu peito pude te levar

Oh, querido, luz dos meus dias, me guia

O DESPERTAR

Quando desperto
Faço versos
Para aquele
Que é o universo

Não posso mais
No chão permanecer
Se assim o fizer
Vou convalescer

Minha alegria
É ter você nos meus dias
O amado
Como pude estar tão calado

Eu sei, sempre esteve ao meu lado
Até reformar o passado
Para que contigo
Pudesse construir os sonhos velados

Não podia voar, meu amado
Me perdoa
Hoje já posso
Me levas aonde for o meu lugar

Contigo para sempre estarei

AURORA

O nome dela é Aurora
Doce vida de amora
Doçura em forma de luz
Sua vida é agora

A doçura escore
Pelos dedos de verniz
Os cabelos carregam consigo
Os traços de perdiz

Não podia ser de outra forma
Para que o mundo se reforme
E transforme a cicatriz
Em cura para quem há de vir

Ela tem nos laços
A cor lilás dos abraços
É filha da terra
E nunca deixa faltar

A cor para os laços
Ela é da cor dos abraços

TUA LINDA FLOR

Eu choro, quando escrevo para ti
Meu amado
Tu agora estás ao meu lado
Nada mais importa

As dores não me causam dor
Os sorrisos são agora meu abrigo
O meu vaso carrega apenas
A tua linda flor

Me levas contigo meu amado
Seja para onde for
Não tenho mais
Vida sem cor

Fazes de mim
A tua aliança
Para que eu esteja
Contigo até onde o sol alcança

Oh, amado, tu És minha senda

DOCE ESPERA

Querido, doçura que escorre
Chega ao meu coração
Sem tu já não posso mais
Ficar nas águas dos poços

A tua alegria
Invade meus dias
E mesmo que a dor me prove
É teu sabor que sinto

Em teus braços quero estar
Aqueles que já conheço tanto
São eles meu abrigo
Quando não tem ninguém

Querido, já não vejo mais minha forma
Aquela que deforma
Só vejo teu amor
Aquele que reforma

Tu És agora meu corpo
Para que tu faças dele
O local de subida
Para seu topo

As escadas são de luz

VESTIDO DE NOIVA

Pássaro branco que gira
O giro das canções
Chega até mim
Trazendo a cor das emoções

Em suas asas traz o presente
E me diz, que tu não estas ausente
O vestido branco era o presente
Dentro da caixa reluzente

Quando abri
Eu não pude resistir
Sem aconchegar e sentir
O cheiro era de amor

O vestido da noiva
Foi tecido nas esferas mais altas
E trazido com alma
Para que a flor pudesse usar

Esse era o presente
Dos cosmos dançante
Para a menina
Dos olhos cantantes

Menina de luz, teu vestido é de amor

ALMA DE MENINO

Quando eu vi
Ele estava ao meu lado
Seu jeito calado
Não pude resistir

Sua doçura se fez sentir
Olhei para seus pés
Encontrei
Humildade em seu coração

Coração que tem emoção
Mas guarda em segredo
A espada de luz
Que carrega dentro da sua oração

Para ele faço versos
Em forma de amor
E digo, que seja aonde for
Tu tens o meu amor

EMPRESAS QUE
APOIARAM ESTE LIVRO:

Royal Supermercado

Bonatto Contabilidade

LEIA TAMBÉM, DA EDITORA:

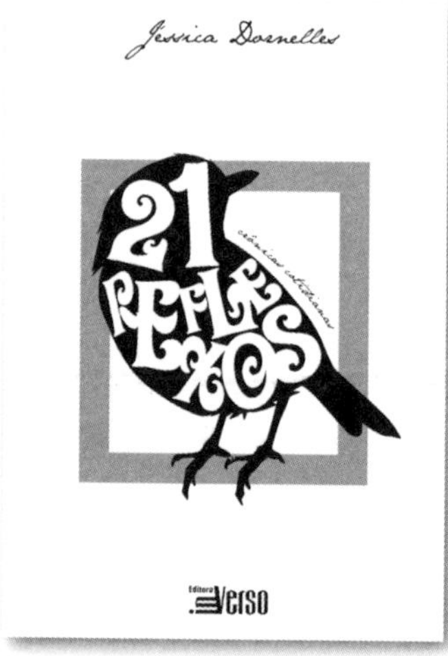

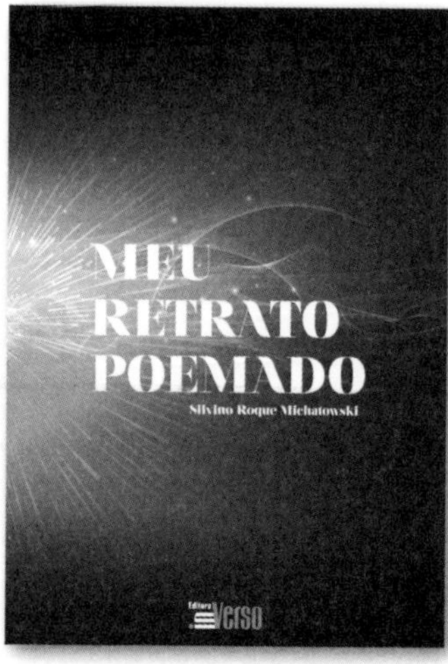

21 REFLEXOS
Vários são os reflexos que nos trazem à tona em que caminho estamos, aonde vamos ou para onde devemos seguir. No cotidiano, uma visão sensitiva do mundo corre dentro do nosso próprio relógio, a vida. Muitas vezes, presos na rotina, deixamos o sensível passar por entre os dedos. Um novo encaixe de pensamentos e a diversidade de sentimentos que nos tornam diferentes, mas no final, tão iguais. 21 reflexos fala sobre acompanhar a vida com sensibilidade, andar no compasso de nossos sonhos e segurar firme a mão de nossos medos. Diferente de todas as crônicas, trata-se de uma vida, como uma eterna poesia. Ouvir, sentir. Refletir.

MEU RETRATO POEMADO
Um texto poético que mescla o imaginário do leitor com fatos familiares e cotidianos inebriados de sentimentos. Aliás, sentimentos que são entregues ao leitor desde a primeira palavra até o ponto final. Há um reconhecimento dos personagens nas histórias comuns à vida de todos. Em alguns momentos a dor da saudade, dá espaço ao novo. É sobre a vida, às vezes colorida e outras vezes acinzentada.